RAPPORT

LU A LA

COMMISSION DE « LA TUBERCULOSE »

DE LA FACULTÉ DE MÉDECINE DE BORDEAUX

PAR LE

Dʳ E. SOLLES

BORDEAUX

IMPRIMERIE G. GOUNOUILHOU

11, RUE GUIRAUDE, 11

1886

RAPPORT

LU A LA

COMMISSION DE « LA TUBERCULOSE »

DE LA FACULTÉ DE MÉDECINE DE BORDEAUX

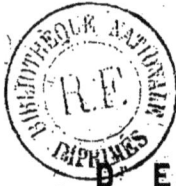

PAR LE

Dᴿ E. SOLLES

✦

BORDEAUX

IMPRIMERIE G. GOUNOUILHOU

11, RUE GUIRAUDE, 11

1886

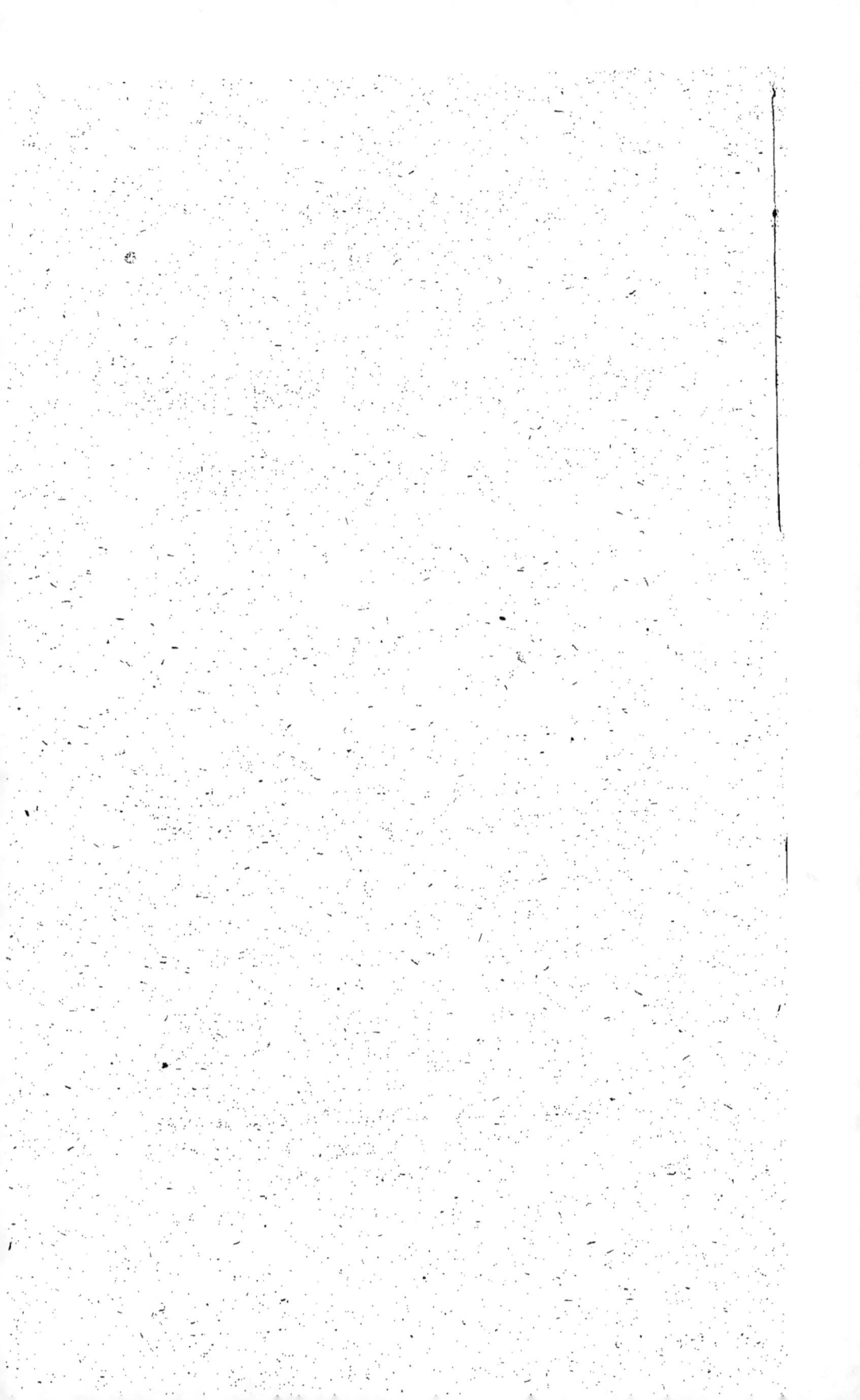

RAPPORT

LU A LA

COMMISSION DE « LA TUBERCULOSE »

DE LA FACULTÉ DE MÉDECINE DE BORDEAUX

I

Inoculation du tubercule humain au cobaye. Constance des résultats et conservation de la virulence tuberculeuse au même degré chez le cobaye.

En 1882, j'inocule trois cobayes avec de très petits fragments de tubercule humain pris sur le poumon d'un phtisique décédé à l'hôpital Saint-André après une phtisie sous-aiguë dont le début remontait à quatre années. Ces cobayes ont été inoculés d'après le procédé de Villemin : incision à la partie supérieure de la peau du cou, presque au niveau des oreilles; introduction sous la peau, préalablement décollée, d'un fragment de tubercule pulmonaire humain; suturation de la plaie en un ou deux points, suivant la longueur de l'incision.

Par surcroît, je recouvre le tout, plaie et suture, d'une couche de collodion élastique.

Le choix de la substance tuberculeuse s'est porté sur des points gris ou jaunes, bien circonscrits, faciles à détacher du milieu pulmonaire ambiant.

Ces trois cobayes ont vécu trois mois et sont morts à un ou deux jours de distance.

Deux de ces cobayes m'ont servi à l'étude des lésions; j'ai emprunté au troisième la matière de nouvelles inoculations sur une autre série de trois cobayes. Je procède ainsi par séries successives de trois cobayes inoculés par tubercules de cobayes. Je suis aujourd'hui à la 15e série et je me propose de continuer longtemps encore, pour des raisons que je dirai ultérieurement.

De mes observations sur les lésions, sur la marche et la durée du mal tuberculeux inoculé au cobaye, je ne signale, pour le moment, que ce point : Étant donné le mode opératoire employé, la marche, la durée et les lésions sont constamment les mêmes chez le cobaye.

Toujours, l'inoculation du cobaye par tubercule de cobaye de la série précédente amène *infaillible-ment* la mort.

Les lésions sont toujours les mêmes et se présen-tent dans l'ordre suivant : guérison provisoire de la plaie d'inoculation, engorgement et induration des ganglions voisins, ulcération secondaire de la plaie d'inoculation avec extension lente, d'aspect phagé-dénique, aux parties voisines; envahissement tuber-culeux et hypertrophie de la rate, puis du foie, puis

des poumons. Je n'ai point vu de semis tuberculeux dans le péritoine ni dans la pie-mère, mais je
n'en nie pas la possibilité.

La rate, le foie, les poumons ne sont affectés que
secondairement à l'envahissement du réseau lym-
phatique, qui émane de leur profondeur.

Ainsi, les ganglions situés à la partie inférieure
du foie, dans l'épiploon gastro-hépatique et gastro-
splénique ; les ganglions situés à la base du cœur, au
niveau de la bifurcation des bronches, sont indurés
et extrêmement hypertrophiés avant l'apparition
du semis tuberculeux dans la rate, le foie et les
poumons.

Les cobayes meurent en présentant de la pâleur
des doigts, du museau et des oreilles, de l'accélé-
ration des mouvements respiratoires. Inutile de
dire qu'ils n'ont jamais ni toux ni expectoration. Ils
meurent par asphyxie lente, qu'explique très bien
l'induration progressive et presque totale de leurs
poumons.

Le poumon, d'abord farci de perles grises, bril-
lantes, translucides ou opaques, se couvre de points
de pneumonie isolés d'abord et réunis ensuite, for-
mant une masse dure, compacte et d'un blanc
jaunâtre.

Il est extrêmement rare d'y trouver des points
ramollis ; et, quand il en existe, ils sont très petits.
On ne trouve rien qui rappelle les cavernes de la
tuberculose humaine.

L'ensemencement tuberculeux de l'organisme
commence par la rate, se continue dans le foie et

atteint en dernier lieu le poumon. Dans tous ces organes, il apparaît sous la forme d'un piqueté très fin d'abord gris, translucide, puis légèrement opaque et enfin jaune. Le piqueté de la rate est le plus fin et le plus abondant, celui du foie est plus large, moins serré, moins net dans la congestion première de l'envahissement. Plus tard, les parties tuberculisées du foie s'étendent sous forme de taches pâles répondant à des plaques indurées. Le piqueté du début dans le poumon est plus gros que dans la rate et plus net que dans le foie. Ici les granulations grises du début sont très visibles, s'énucléent facilement, et font saillie sous la plèvre viscérale. Dans l'ordre chronologique, la rate est envahie vers le vingtième jour après l'inoculation. A la fin du deuxième mois, le foie et le poumon surtout sont farcis de tubercules. En somme, la splénite, l'hépatite et la pneumonie tuberculeuses sont les lésions constantes, inévitables, qui marquent les trois stades de la tuberculose expérimentale.

Quel que soit l'organe tuberculisé du cobaye auquel on emprunte la matière d'inoculation, le résultat est toujours le même. Les ganglions indurés jouissent de la même virulence.

Jamais chez le cobaye il ne se forme de collections caséeuses si communes chez le lapin. La nécrobiose par ramollissement graisseux n'arrive probablement jamais, en raison des lésions d'induration qui dominent et amènent la mort hâtivement.

Je n'ai jamais rencontré les bacilles de Koch dans la rate, le foie et le poumon en me servant

du procédé d'Erlich, le seul que j'aie employé.
Dans l'ulcération tuberculeuse de la plaie d'inoculation, je n'ai pas non plus trouvé de bacilles spé-
cifiques. Le nodule tuberculeux, gris, transparent
au début, facile à isoler, difficile à écraser sur la
lame, ne m'a jamais présenté de bacilles. Au sur-
plus, je n'ai rencontré le bacille de Koch d'une
façon claire et indiscutable que dans les cavernes
de la phtisie pulmonaire humaine. Dans les crachats
des phtisiques, on trouve les bacilles très souvent,
mais très irrégulièrement.

Quant aux spores tuberculeuses, elles échappent
à tous les moyens d'investigation.

Sur le cobaye, la plaie d'inoculation prend un
aspect ulcéreux phagédénique, une marche torpide;
elle ne présente jamais de bacilles de Koch. Ses
croûtes, broyées dans un mortier avec de l'eau
distillée et injectées sous la peau d'un cobaye ou
d'un lapin, tuent ces animaux par septicémie en
quelques jours. L'ulcère tuberculeux du cobaye
ressemble au chancre phagédénique de la syphilis.
Son fond est induré, discoïde; ses bords sont nets,
taillés à pic, quelquefois décollés en partie. Les
ganglions voisins cervicaux et sous-maxillaires s'in-
durent et se tuméfient, sans suppurer jamais comme
dans la syphilis.

Durée de l'évolution. — En hiver, le cobaye tuberculisé meurt avant la fin du troisième mois. En été,
il peut aller jusqu'à quatre mois. Il dépasse rare-
ment cette limite. Je suis d'autant plus autorisé à
croire que les durées d'existence précitées sont des

maxima, que ces animaux ont toujours été très bien et très régulièrement nourris, et placés par ce fait dans les meilleures conditions de résistance.

Les cobayes, à ce point de vue, présentent plus de régularité que les lapins.

Sur 15 séries de 3 cobayes chacune, j'ai pu constater la constance de la durée de survie après l'inoculation. Aucun de ces animaux n'a pu se sauver, et tous ont infailliblement succombé aux multiples lésions que je viens de décrire sommairement.

Je puis donc affirmer que le virus tuberculeux ne présente chez le cobaye ni atténuation ni augmentation de virulence par son passage successif à travers un grand nombre d'organismes de ces animaux.

Pour un même procédé d'inoculation, l'identité de la marche, des lésions, de la durée et du résultat final établissent que chez le cobaye il est inutile de chercher l'atténuation ou l'augmentation spontanée de la virulence tuberculeuse. Le champ de culture que représente l'organisme du cobaye peut servir de type à l'évolution complète, généralisée, de la tuberculose d'inoculation, différant seulement de la tuberculose humaine par sa porte d'entrée et la facilité de sa généralisation.

La marche de la tuberculose inoculée est toujours la même; elle part de la couche conjonctive sous-cutanée qui peut être considérée comme une réunion de lacunes lymphatiques, gagne les vaisseaux et les ganglions lymphatiques sur lesquels elle marque son passage et envahit enfin les principaux organes.

Je ne m'arrête pas aux nombreux problèmes non résolus que soulève la marche des lésions et la présence ou l'absence du bacille, ainsi que l'influence de la vie de ces parasites sur la composition et les propriétés du milieu qui les nourrit.

II

Inoculation du tubercule du cobaye au lapin. Atténuation de la virulence et vaccination tuberculeuse du lapin avec contre-épreuve.

Le virus tuberculeux du cobaye inoculé au lapin perd à ce point chez ce dernier animal sa virulence et ses propriétés d'inoculabilité qu'il semble que la tuberculose ne soit plus transmissible du cobaye au lapin ou que celui-ci soit réfractaire à la tuberculose venue du cobaye.

On sait déjà, d'après les belles expériences de Villemin [1], qui mirent au jour l'inoculabilité de la tuberculose, que le tubercule humain est inoculable au lapin qui en meurt inexorablement. En outre l'inoculation de la tuberculose du lapin au lapin donne les mêmes résultats.

Il paraît n'en être pas de même quand on inocule la tuberculose du cobaye au lapin.

Voici comment j'ai été conduit à constater ce fait, destiné à devenir très important s'il se vérifie sur une plus grande échelle et avec constance.

[1] *Études sur la Tuberculose*, 1868.

J'avais résolu de rechercher sur les différentes espèces animales quelles étaient celles qui présentaient de l'augmentation ou de la diminution de la virulence tuberculeuse. J'avais commencé par le cobaye. Je passai au lapin. Après trois séries d'inoculations du tubercule humain au lapin, je renonçai à me servir du crachat de phtisique, ainsi que des morceaux de poumon humain tuberculeux, en raison de la putridité si facile du crachat et de la putréfaction des poumons tuberculeux après l'ouverture pratiquée suivant les prescriptions légales, vingt-quatre heures après la mort.

En effet, la matière de l'inoculation est le plus souvent suspecte. Les bactéries de la putréfaction jouent un rôle des plus importants, tuent les lapins bien avant l'évolution tuberculeuse et les résultats de l'expérimentation sont nuls. Cette pratique expérimentale n'est bonne qu'en hiver, par les grands froids qui ne tuent pas le bacille de la tuberculose et empêchent l'éclosion du virus septique.

D'autre part, considérant le cobaye comme un champ de culture tuberculeuse supérieur en virulence au virus tuberculeux humain qui présente, comme on le sait, les degrés les plus variés en gravité et en durée, je me contentai, pour étudier la tuberculose du lapin, d'emprunter la matière d'inoculation au cobaye que j'avais toujours sous la main et qui ne risquait pas, étant toujours mis en œuvre à l'état frais, immédiatement après la mort, de fausser les résultats cherchés. J'inoculai donc deux lapins vigoureux avec un petit nodule tuberculeux

transparent de cobaye, sacrifié à cet effet. L'inoculation est pratiquée sous la peau du cou, comme
chez les cobayes. Ces deux lapins restèrent indiffé-
rents à l'inoculation. Ils devinrent très lourds et très
beaux. Il y eut une légère induration de la plaie qui
ne tarda pas à disparaître. Il n'y eut pas d'adénite de
voisinage. Je gardai ces lapins trois mois et quelques
jours. Leur santé était parfaite. Il restait un noyau
dur, discoïde dè la grosseur d'un grain de mil au
lieu de l'inoculation. J'étais très surpris. Je conclus
de ce fait que je m'étais trompé et que je n'avais
pas inoculé ces lapins. La nécropsie, en effet, ne
révélait aucune des lésions tuberculeuses si faciles à
reconnaître, et je pus les donner au garçon du laboratoire qui ne fit aucune difficulté de les manger.

Tout en me méfiant de moi-même, tout en accep-
tant la possibilité d'une erreur dans le choix de la
matière tuberculeuse d'inoculation ou dans le procédé opératoire, je restai dans l'hésitation, en raison
de ma longue habitude des inoculations chez les
cobayes, qui toutes avaient pleinement réussi. Bref,
je recommençai l'expérience. Je dirai autre part les
procédés employés pour l'inoculation.

J'inoculai donc deux lapins fauves très robustes
en m'entourant de toutes les précautions possibles.
Je fis l'ouverture du cadavre de cobaye tuberculisé
et le choix du fragment destiné à l'inoculation de
ces lapins sous une cage de verre recouverte, ainsi
que moi-même, par une gaze fine glycérinée, pour
mettre le cobaye et les emprunts faits à ses poumons à l'abri des germes aériens du laboratoire. Je

me suis assuré depuis de l'inutilité de ces précautions avec des cobayes fraîchement tués.

Cette expérience eut lieu le 12 mars 1885.

Je chargeai mon inoculateur de platine préalablement passé au sublimé, à l'alcool et à la flamme, de la matière d'inoculation. Sur l'ouverture faite à la peau de la région supérieure du cou, je poussai à 4 ou 5 centimètres dans le tissu conjonctif sous-cutané de la région cervico-dorsale de ces lapins la matière de l'inoculation. Puis, après pansement, j'attendis. Tous les jours j'examinai attentivement l'état général et local. Pendant trois mois je ne vis rien apparaître qui témoignât de l'infection tuberculeuse.

Localement, il n'y eut ni induration, ni ulcération de la plaie d'inoculation, ni abcès dans le voisinage, ni au lieu même de la plaie d'inoculation. Je ne vis aucun ganglion induré ou hypertrophié près ou loin du lieu d'entrée du virus tuberculeux. L'état général était parfait : l'appétit soutenu, le poil luisant, les yeux vifs et les mouvements alertes.

Ces deux animaux avaient résisté pendant trois mois à l'inoculation qui, dans le même temps, tue les cobayes et aussi les lapins dans un temps un peu plus long.

De ce deuxième fait, je pouvais tirer l'une des conclusions suivantes : 1° je n'avais pas inoculé de la matière vraiment tuberculeuse; 2° ces deux lapins étaient vraiment réfractaires à la tuberculose du cobaye.

Dans cette dernière alternative, il fallait considérer l'organisme du lapin comme un champ de culture ayant la propriété d'atténuer le virus tuberculeux du cobaye, à ce point que mortel au cobaye il devint inoffensif pour le lapin. En troisième lieu, cet état réfractaire du lapin pouvait être un fait spécial, particulier, personnel à nos deux lapins, constituant une exception à une loi très générale.

Penser que la tuberculose du cobaye venue de l'homme peut constituer du premier coup un vaccin tuberculeux pour le lapin, cela devient un fait d'une extrême importance. Il peut être le point de départ de la prophylaxie de la tuberculose chez l'homme.

Pour ces diverses raisons, il fallut s'assurer de ce fait et, s'il existe réellement, le mettre au-dessus de toute contestation.

Le 16 juin 1885 j'inoculai de nouveau ces deux mêmes lapins avec du tubercule de cobaye. Je les tins pendant trois mois encore en observation. Le résultat fut identique et mes lapins se refusaient encore à l'inoculation de tubercule de cobaye.

Alors, tenant à m'éclairer sur le degré de préservation de mes lapins, je les mis en face de la tuberculose humaine la plus virulente, celle que l'on désigne en clinique sous le nom de phtisie suraiguë ou phtisie galopante, qui tue l'homme en huit, dix ou quinze jours. En effet, le 16 septembre 1885, c'est à dire trois mois après la deuxième inoculation par cobaye, j'inoculai de la phtisie humaine galopante à ces deux mêmes lapins. Je pris la matière d'inoculation sur le poumon d'une toute jeune femme,

morte dans le service du professeur Picot, à l'hôpital Saint-André, dans l'espace de neuf jours.

Cette jeune femme était enceinte de cinq mois et
présentait de la miliaire très confluente du poumon. Il y en avait aussi dans les méninges céré-
brales. J'assistai à la nécropsie faite en présence du
professeur Picot par son chef de clinique, M. le
Dr Chambrelent, et j'emportai un fragment de poumon criblé de miliaire qui me servait, immédiatement après, à l'inoculation des lapins précités. Par
bonheur, il faisait, ce jour-là, très froid. Le cadavre
de cette jeune femme n'avait aucune odeur; tout
risque d'inoculation de produits putrides étant
écarté, l'inoculation tuberculeuse, extrêmement virulente, se présentait dans les meilleures conditions.

J'inoculai donc à mes lapins, sous la peau du
cou, tout près du lieu des anciennes inoculations
un grain de miliaire, transparent, à la périphérie,
un peu opaque, au centre. Ces grains saillants à la
déchirure du poumon avaient été soigneusement
séparés, énucléés, pour ainsi dire, du tissu pulmonaire ambiant à l'aide de pinces de platine stérilisées
à la flamme.

Au moment où j'écris ces lignes, 16 mars 1885,
il y a six mois d'écoulés et mes lapins se portent à
merveille.

Cependant, cette inoculation a donné lieu, chez
ces lapins, à deux tumeurs, *in situ*, qui ressem-
blent à des ganglions enflammés. L'un d'eux est
plus petit que l'autre. A la pression ils éveillent de
la douleur et font réagir les lapins dans les pre-

miers jours. Aujourd'hui, ces grosseurs — qui
pourraient être des abcès caséeux enkystés plutôt
que des adénites — ont diminué très sensiblement
de volume chez l'un des lapins. Chez l'autre, elles
sont encore volumineuses ; l'une d'elles est grosse
comme une amande ; toutes sont indolores chez les
deux lapins.

Ces grosseurs ne me paraissent pas être des ganglions lymphatiques enflammés, car les ganglions
voisins cervicaux, sous-maxillaires, sous-menton-
niers, sous-occipitaux ne sont ni indurés ni hypertrophiés et ne participent en aucune façon à une
inflammation de voisinage.

Il n'y a pas d'ulcération au point inoculé, comme
chez les cobayes.

Aujourd'hui, ces lapins, dont les tumeurs cervi-
cales vont en diminuant de jour en jour, ont dé-
passé, en jouissant constamment d'une bonne santé,
la limite du temps après lequel ils meurent quand
ils sont directement inoculés avec du tubercule
humain de la phtisie sous-aiguë ou même chro-
nique. Ils ont résisté à l'inoculation de la phtisie
galopante de l'homme. On peut donc les considérer
comme mis à l'abri de la tuberculose par le tubercule de cobaye qui jouerait ainsi le rôle de vaccin
tuberculeux, au moins chez les lapins et pour une
durée encore inconnue.

Je me propose de sacrifier devant votre Commission l'un de ces lapins, de laisser vivre l'autre plus
longtemps pour juger de la durée de la préservation
en le réinoculant à nouveau par la miliaire suraiguë.

Enfin, je me propose, si votre Commission me fait l'honneur de croire au haut intérêt de ces recherches, de répéter toutes ces expériences devant elle.

L'avis favorable émané d'un contrôle aussi éclairé que le vôtre serait pour moi un précieux encouragement et surtout m'accréditerait près des pouvoirs publics, auxquels je suis obligé de m'adresser pour obtenir les ressources suffisantes qui me permettent de pousser plus avant cette recherche et arriver à la prophylaxie, et peut-être aussi au traitement de la tuberculose humaine.

C'est pourquoi j'ai eu l'honneur de demander la formation d'une Commission choisie dans la Faculté de médecine en vue de contrôler ces premiers résultats et de faire un rapport à la dite Faculté.

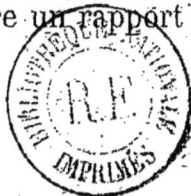

Bordeaux. — Imp. G. Gounouilhou, rue Guiraude, 11.

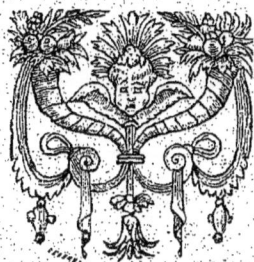